AF363784

CONSIDÉRATIONS

SUR L'INSALUBRITÉ

DES LIEUX DE SÉPULTURE

Dans les communes rurales en général, particulièrement dans celles de l'arrondissement de Châtillon-sur-Seine (Côte-d'Or), et sur quelques abus relatifs aux inhumations,

PRÉSENTÉES

Au comité de salubrité de la ville de Châtillon, dans sa séance du premier avril 1832.

PAR LE Dr BOURÉE, PRÉSIDENT DU COMITÉ.

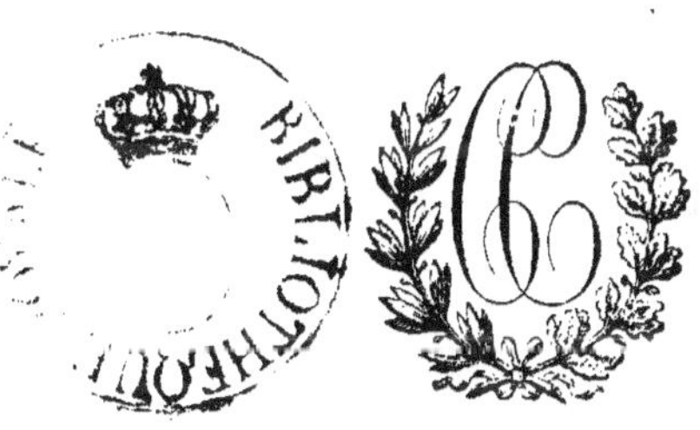

CHATILLON-SUR-SEINE,

Chez Charles CORNILLAC, Imprimeur-Libraire.

DIJON,

Chez Victor LAGIER, Libraire, Place Saint-Vincent

1832.

AVERTISSEMENT.

En livrant à l'impression l'opuscule suivant, nous avons cédé au désir bienveillant de nos honorables collègues, MM. les membres du Conseil de salubrité de Châtillon, qui ont pensé que les observations qu'il renferme, quoique trouvant leur application spéciale dans les communes qui nous environnent, pouvaient devenir d'un intérêt plus général, tant parce que les abus qui y sont signalés ne sont point circonscrits dans les limites de notre arrondissement, que parce qu'on a pris soin de grouper autour de l'idée principale (l'insalubrité de nos cimetières), les dispositions réglementaires qui régissent la police des sépultures trop souvent méconnue dans les campagnes. Ceci n'étant ni un labeur scientifique, ni moins encore un jeu d'imagination, le vain luxe de notes, de digressions, de citations, en a été banni aussi bien que les prétentions dithirambiques et le spléen obligé du romantisme. Le sujet est trop sévère, les circonstances trop graves, pour admettre de telles superfluités. L'auteur a voulu être utile ; s'il peut contribuer à l'amélioration de cette branche importante de l'hygiène publique qui a attiré son attent'on, son but sera rempli et il aura obtenu la récompense la plus flatteuse de ses efforts.

CONSIDÉRATIONS

Sur l'insalubrité des lieux de sépulture dans les communes rurales en général, particulièrement dans celles de l'arrondissement de Châtillon-sur-Seine (Côte-d'Or), et sur quelques abus relatifs aux inhumations.

Peu d'années avant la révolution, et, pour ainsi dire de nos jours, on vendait aux morts le droit de déposer leurs cendres aux pieds des autels : les églises transformées en cimetières étaient de véritables foyers de corruption, au sein des populations agglomérées. Mais aux grands du monde, aux membres du clergé et aux riches seuls était réservée la funeste prérogative d'exhaler leurs émanations septiques dans les édifices consacrés au culte ; le vulgaire des morts gisait modestement dans les cimetières publics : en vain les statuts des conciles, les ordonnances de nos rois, les arrêts des anciens parlements, et surtout l'arrêt du parlement de Paris du 12 mars 1763, même les lettres des souverains pontifes proscrivaient cet abus, si contraire en effet à l'esprit du christianisme, dont l'humilité primitive se contentait des cimetières communs, d'accord en cela avec les principes du droit romain, qui régissait alors le monde civilisé ; il fallut l'expérience de dix siècles et les progrès de la raison humaine, il fallut une grande publicité donnée à de grandes catastrophes, pour ouvrir les yeux sur un pareil scandale. La génération présente se rappelle encore avec effroi l'événement arrivé à Saulieu en 1773, où des exhalaisons fétides, échappées par les fentes d'une tombe mal scellée, répandues dans l'église au moment du catéchisme, affectèrent 66 enfants qui

s'y trouvaient, au point que 34 en périrent, ainsi que le
curé et son vicaire. L'année suivante, 1774, le seigneur
d'un village à deux lieues de Nantes étant mort, on dé-
rangea plusieurs cercueils dans le caveau qui devait recevoir ses dépouilles mortelles ; une odeur horriblement
fétide se répandit au même instant dans l'église ; quinze
des assistants moururent quelques jours après ; les quatre
personnes qui avaient remué les cercueils succombèrent les
premières ; six prêtres présents à cette cérémonie furent très-
dangereusement malades. Dès lors des philosophes, des
amis de l'humanité de toutes les classes, même des princes
de l'église, élevèrent leur voix avec plus d'instance encore
pour réclamer la suppression d'un ordre de choses si per-
nicieux : parmi ces derniers se fit remarquer l'archevêque
de Toulouse, M. de Brienne, qui, en 1775, rendit une
ordonnance qui fut homologuée au parlement, pour in-
terdire l'usage d'ensevelir les morts dans les églises. Ce
même règlement, dont les dispositions étaient, pour l'é-
poque, un modèle de sagesse, veut que les cimetières ne
soient plus placés au milieu des villes, ni dans les villages au
centre des populations ; il exige que les nouveaux cimetières ou ceux qui pourraient être conservés soient entourés
de murs de clôture assez élevés ; la prévoyance du prélat
philosophe s'étend jusqu'à tracer les règles à suivre dans
le choix du terrain, soit sous le rapport de l'élévation du
sol relativement au gissement des habitations voisines,
soit eu égard à la position topographique de ces der-
nières ; cette ordonnance fut aussitôt adoptée par plusieurs
évêques.

Une déclaration du roi du 10 mars 1776 étendit à tout
le royaume ce que l'archevêque de Toulouse avait ordonné
pour son diocèse ; de ce moment il fut décidé que les
caveaux fermés sur les générations précédentes ne s'ouvri-
raient plus pour leur postérité. Cependant la mesure n'était
pas complète, le principe de l'abus subsistait encore,

quelques priviléges furent maintenus en faveur des curés, des seigneurs hauts-justiciers, des patrons et fondateurs de chapelles. D'ailleurs la plupart de ces mesures si sages ne furent appliquées qu'aux grandes villes : les petites villes, les bourgs et les villages, où les mesures de salubrité sont plus négligées, soit parce que la diffusion des hommes en rend l'adoption moins rigoureusement nécessaire, soit parce que l'habitude y est plus puissante, continuèrent à conserver les lieux de sépulture au centre des populations; ce ne fut même que quelques années après, c'est-à-dire, de 1781 à 1787, que Paris commença à jouir pleinement du bénéfice de l'ordonnance de 1776, et que la capitale vit se transformer en une place publique aussi belle que salubre, le cimetière des Innocents, l'un des plus grands foyers d'infection qui ait jamais compromis la santé d'une nombreuse population.

Pour arriver à une législation un peu plus complète sur la police des sépultures, il faut nous transporter jusqu'aux jours de l'assemblée constituante qui, en 1790, défendit formellement toute inhumation dans les églises; cette défense fut renouvelée en 1801. Enfin un décret impérial du 23 prairial an 12, fixa irrévocablement les règles à observer pour les sépultures : en vertu de ce décret, aucune inhumation ne peut avoir lieu dans les églises, hôpitaux, chapelles publiques, etc., et généralement dans tous les édifices clos et fermés, où les citoyens se réunissent pour la célébration des mystères de leur culte, ainsi que dans l'enceinte des villes et bourgs. Les cimetières doivent être éloignés de 30 à 40 mètres des communes : on affectera à cette destination les terrains les plus élevés et exposés au nord, ils seront clos de murs de deux mètres au moins d'élévation, et mis à l'abri de toute profanation ; enfin les cimetières seront plantés d'arbres, en prenant cependant les précautions convenables pour ne point gêner la circulation de l'air.

Il fut ordonné par le même décret que chaque inhumation aurait lieu dans une fosse séparée : chaque fosse devra avoir un mètre cinq décimètres à deux mètres (de 4 pieds 8 pouces à 6 pieds) de profondeur sur huit décimètres (à peu près 25 pouces) de largeur ; elles seront distantes les unes des autres de trois à quatre décimètres (12 à 14 pouces) sur les côtés, et de trois à cinq décimètres (12 à 18 pouces) à la tête et aux pieds. Enfin le législateur exige que l'ouverture des fosses pour de nouvelles sépultures n'ait lieu que de 5 années en 5 années ; en conséquence, les terrains destinés à être convertis en lieux de sépulture, seront cinq fois plus étendus que l'espace nécessaire pour y déposer le nombre présumé de morts qui peuvent y être enterrés chaque année. Le même règlement renferme aussi quelques articles spéciaux relatifs à la police des sépultures dans les grandes contagions ; les morts dans ces circonstances doivent reposer le plus loin possible des lieux habités, loin même des chemins publics, et hors des champs de repos ordinaires.

Un décret du 7 mars 1808, donna de nouvelles garanties à la santé publique ; au terme de ce décret, nul ne peut élever des édifices ou creuser des puits à une distance moins de celle de cent mètres des nouveaux cimetières, les bâtiments existants ne peuvent être également restaurés ni augmentés sans autorisation, et même les puits peuvent, après une visite contradictoire d'experts, être comblés en vertu d'ordonnance du préfet du département sur la demande de la police locale. C'est à l'exécution de ces derniers règlements que Paris doit l'établissement de ses quatre enclos funéraires.

Ainsi, Messieurs, d'après la foule de dispositions législatives et réglementaires qui viennent d'être rappelées à votre mémoire, s'il est vrai que presque partout en France, dans les communes d'un ordre inférieur, le domaine des vivants continue à être envahi par les morts, n'en accusons ni

l'indifférence des lois, ni le défaut de moyens coercitifs ;
le principe de cet abus gît dans l'incurie et l'esprit routinier
des uns, et dans la dévotion peu éclairée de quelques autres
qui regardent comme un acheminement au salut de leur
âme, d'être inhumés à l'ombre de leur église paroissiale,
et en quelque sorte sous le patronage du saint qui y est
plus spécialement honoré.

Si nous portons les yeux autour de nous, il nous sera
facile de nous convaincre que le plus grand nombre des
cimetières dans les communes de l'arrondissement de Châtillon manquent de presque toutes les conditions sanitaires
voulues par les anciens et les nouveaux règlements, et
que la plupart des usages locaux relatifs aux inhumations
sont en opposition directe avec ces mêmes règlements.
En vain nous objectera-t-on que le décret de l'an 12
n'atteint dans ses dispositions que les *villes et les bourgs*,
cette allégation fut-elle exacte, nous aurons encore à
provoquer d'importantes réformes dans les cimetières de
nos chefs-lieu de canton ; ceux même du chef-lieu d'arrondissement ne seraient peut-être pas à l'abri de tout repro-
che comme nous le verrons bientôt ; mais l'ordonnance
de 1776, étendit à toutes les communes, sans distinction,
la défense d'ensevelir les morts dans le centre des lieux
habités. Or, il est de principe, en administration, que les
anciens règlements de police sont en vigueur tant qu'ils
n'ont pas été formellement abrogés ; principe, Messieurs,
que je vous conjure de ne point perdre de vue, parce que,
dans quelques cas d'insuffisance de la législation actuelle,
il peut vous offrir de grandes ressources pour obtenir
l'amélioration de quelques branches de l'hygiène publique.

Avant d'engager l'administration dans les voies périlleuses
d'une réforme qui va, ne nous le dissimulons point,
heurter d'antiques préjugés, exciter les clameurs des sta-
tionnaires, peut-être même soulever la question religieuse,
et à coup sûr, et ce dernier obstacle mérite quelques égards,
parce que le principe en est digne de respect, émouvoir la

sensibilité des familles, notre premier devoir, Messieurs, doit être de dérouler sous les yeux, non-seulement de l'autorité, mais même de nos concitoyens, le tableau détaillé des imperfections que présentent dans l'arrondissement, les lieux de sépulture et celui des usages insalubres qui se rattachent aux inhumations; de faire ressortir nettement les dangers qui résultent pour la santé publique des abus que nous signalerons, et de rendre palpable aux yeux de tous la nécessité des améliorations que réclame impérativement cette partie de la police sanitaire; les éléments de cet important travail se composeront de documents exacts, fournis sur chaque commune en particulier, soit ensuite de vos observations personnelles, soit d'après le rapport de vos correspondants; vous posséderez alors un état de situation des cimetières et une sorte de statistique morale des usages locaux relatifs aux inhumations.

Je vais avoir l'honneur de vous rappeler les circonstances qui, généralement dans nos communes, sont en contradiction avec les lois en vigueur sur la police des sépultures; de cet exposé, sans doute bien imparfait, mais que vous m'aiderez à compléter, nous déduirons sans peine la série de questions que vous aurez à résoudre, et dont aussi la solution sera proposée aux correspondants du conseil.

A quelques exceptions près, les cimetières sont placés autour des églises, et par conséquent presque toujours au centre des lieux habités.

Quelques-uns, loin d'être sur un point élevé relativement aux habitations voisines, occupent le lieu le plus déclive de la commune, comme à Courcelles, à Thoires, où les fosses se remplissent d'eau à mesure qu'on les creuse.

Un très-petit nombre de cimetières, même parmi ceux qui sont isolés des habitations, se trouvent à l'exposition du nord. Je n'en connais que deux dans le canton de Châtillon qui remplissent cette condition, celui de Vix et d'Etrochey, mais seulement à l'égard de cette dernière commune et celui de Chaumont-le-bois. Les murs de clôture manquent presque toujours d'une hauteur suffisante pour s'opposer à la libre dissipation des rayons miasmatiques, rarement s'élèvent-ils au-dessus d'un mètre et quelques décimètres. Cet inconvénient se remarque, sous nos yeux même, au cimetière de Saint-Vorles.

Très-peu de cimetières sont plantés d'arbres. Dans nos villages, on regarde ces plantations, dans les lieux de sépulture, comme un simple objet d'ornement peu en harmonie avec la destination du sol. Mais sans parler de l'effet moral dont l'impression échappe à l'esprit tout-à-fait positif de l'habitant de nos campagnes, les physiciens savent que la culture des grands végétaux, distribuée avec discernement, contribue à l'assainissement de l'atmosphère environnante.

En Suisse et en Allemagne, ces masses de vieux arbres, ces bosquets riants, ces touffes de fleurs, qui revêtent le sol des cimetières de campagne, en même temps qu'ils épurent l'air qu'on y respire, déguisent l'aspect lugubre des tombeaux, et invitent à un recueillement qui, chez des peuples naturellement mystiques et rêveurs, ne peut que tourner à l'avantage des sentiments religieux.

Au mépris du décret de 1808, des puits ont été creusés et des habitations construites à une distance de moins de cent mètres des lieux de sépulture.

Il arrive souvent que le cimetière n'a pas une étendue proportionnée aux besoins de la commune, ce qui oblige d'ouvrir des fosses anciennes pour de nouvelles inhumations, avant le terme révolu de cinq ans, fixé par le décret de l'an 12.

Une inspiration pieuse plutôt que les lois de la physique médicale ayant présidé à l'établissement des lieux de sépulture, le hasard a voulu que souvent le sol manquât de profondeur, et que par conséquent les fosses ne pussent avoir toutes les dimensions ordonnées. Il advient même trop souvent que, quoique le terrain soit plus avantageux, les morts ne sont enfouis qu'à une profondeur non suffisante pour intercepter les gaz septiques. Cet abus m'a été signalé récemment pour le cimetière de Saint-Jean, à Châtillon. Au reste, cet enclos funéraire ne présente d'autre condition de salubrité que l'élévation de ses murs de clôture. Il doit attirer spécialement l'attention du conseil, j'ajouterais volontiers la sévérité de l'administration, ainsi que je crois l'avoir démontré dans une autre occasion.

Beaucoup de cimetières ont, à la vérité, un développement proportionné au nombre annuel des décès ; mais souvent quelques parties de ces enclos sont délaissées pendant un laps de temps indéterminé, tandis que d'autres sont fouillées avant l'entière décomposition des corps qui y ont été inhumés. C'est ainsi que l'extrémité orientale du cimetière de Recey, a été négligée depuis un temps immémorial. Cette anomalie ne peut s'expliquer raisonnablement que par le défaut de fond suffisant dans les parties de terrain ainsi abandonnées.

Je dois encore vous entretenir d'un usage abusif qui a été reconnu par l'un de nos plus honorables correspondants, M. Rouhier, de Recey. Je laisse parler cet habile observateur.

« Les fosses pour les sépultures ne sont point pratiquées par rang et à côté les unes des autres, de manière à occuper successivement toute l'étendue des cimetières ; mais un sentiment de vénération porte chaque famille à adopter la place où gisent ses ancêtres. Les individus qui étaient nouvellement domiciliés dans la commune sont les seuls enterrés à la volonté du fossoyeur. Il résulte de cet usage suivi et toléré de temps immémorial que, quand plusieurs familles nombreuses ont choisi le même endroit pour leur sépulture, les fosses y sont quelquefois renouvelées au bout de trois ou quatre ans, tandis qu'à une courte distance, elles ne le sont qu'après huit, douze et même quinze années.

« Ainsi donc, continue M. Rouhier, pour se conformer au désir des familles, non seulement on ne peut pas toujours se dispenser (même quand la mortalité est ordinaire) de renouveler les fosses avant la décomposition complète des cadavres, mais souvent encore, il faut les faire dans un espace trop circonscrit pour laisser sur les côtés, à la tête et aux pieds, la distance voulue par le décret impérial du 23 prairial an 12. Alors, malgré toutes les précautions, il est impossible d'éviter les éboulements qui mettent les cercueils circonvoisins en contact avec l'atmosphère pendant que la fosse reste ouverte ; l'infection en est d'autant plus grande que les inhumations collatérales sont plus récentes. »

Vous parlerai-je, Messieurs, des dangers qui résultent pour la santé publique de l'exposition des morts dans les églises avant leur inhumation. Dans les occasions ordinaires, cette présence des cadavres n'offre aucun inconvénient notable, mais sans parler ici des cas d'épidémies, prévus par les règlements, nous savons tous que certaines maladies, comme certaines conditions atmosphériques, hâtent singulièrement la dissolution des corps privés de la vie, et que si les miasmes délétères qui sont alors exhalés se concentrent faute de courants d'air, il peut s'en suivre de graves accidents.

Dans les villes, la prévoyance des autorités civiles et religieuses, ainsi que le bon sens public, font justice de cet abus, qui subsiste avec toutes ses conséquences dans les petites communes, où les habitudes d'une piété irréfléchie l'emportent toujours sur des considérations d'un autre ordre.

Il me reste à vous entretenir d'un abus contre lequel des philanthropes, des médecins célèbres, des hommes d'état, ont de tout temps élevé la voix, contre lequel nous ne pourrons former que des vœux stériles, et que, par conséquent, je ne mentionnerai ici en quelque sorte que pour mémoire, je veux parler des inhumations précipitées.

D'après l'article 77, titre 2, du *Code civil*, et le décret du 4 thermidor, an 13, aucune inhumation ne doit être faite sans une autorisation de l'officier de l'état civil, qui ne pourra la délivrer qu'après s'être transporté auprès de la personne décédée, pour s'assurer de la mort, et avant qu'un délai de 24 heures se soit écoulé depuis le décès, hors les cas prévus par les règlements de police. Que de fois, cependant, l'humanité n'a-t-elle pas eu à gémir, non-seulement sur l'inobservation, mais encore en certains cas, sur l'inefficacité de ces mesures !

Un événement arrivé le 1ᵉʳ mars dernier, dans une des communes de notre arrondissement, fournit un exemple déplorable de cette dernière circonstance, je veux dire de l'insuffisance des règlements ordinaires, pour prévenir les obsèques prématurées. A Voulaines, une femme hydropique, étant tombée en syncope, on la crut morte; elle fut ensevelie et mise dans un cercueil. Après le laps de temps prescrit, le convoi funèbre allait s'acheminer vers le cimetière, lorsque les porteuses de la prétendue morte crurent distinguer des mouvements dans le cercueil, et bientôt entendirent des gémissements étouffés. On fit à l'instant ouvrir la bière, la femme fut replacée dans son lit, où elle a survécu encore 13 heures.

En dévoilant à l'autorité administrative de nombreuses contraventions aux règlements sur la police des inhumations, nous n'aurons rempli que la partie la moins difficile de notre tâche, si, d'ailleurs nous n'indiquons pas quels abus sont accessibles à la réforme et les moyens de parvenir à leur répression. Ici, Messieurs, je dois marquer un écueil contre lequel vos efforts soutenus de tout l'amour du bien public qui vous anime, pourraient venir se briser : le bien ne s'opère jamais d'une manière absolue. Dans le sujet que nous traitons, aller à la poursuite d'une perfection idéale, serait compromettre le succès de notre mission. Qu'il nous suffise de nous pénétrer de l'esprit de la loi ; son but a été d'assurer la salubrité des habitations des hommes contre les influences nuisibles des lieux consacrés aux sépultures.

Hé bien ! Messieurs, ce but je pense que nous pourrons l'atteindre pour chacune de nos communes, non pas en provoquant l'application rigoureuse des règlements à chaque localité, ce qui serait impossible, tant par le défaut de terrain propice dans certains cas, que par le dénuement de ressources pécuniaires dans d'autres, mais en contrebalançant par des améliorations heureuses et progressives les abus qui sont inaccessibles à nos efforts. D'ailleurs le décret impérial de l'an 12, obligatoire dans son ensemble, et ne s'appliquant rigoureusement qu'aux villes et aux bourgs, nous fournit dans ses dispositions particulières les moyens de le modifier selon les circonstances. Nous n'aurons à invoquer l'ordonnance précitée de 1776, que dans le cas d'une opposition formelle contre une réforme jugée nécessaire et praticable. Ceci demande à être éclairci par des exemples.

Le cimetière de Buncey est situé sur un point très-élevé, il est à la distance exigée des habitations ; son étendue est suffisante : admettons, ce que j'ignore, que le sol soit assez profond, que les murs de clôture aient une élévation convenable, en un mot que ce cimetière remplisse toutes les conditions sanitaires voulues, à l'exception d'une seule ; irons-nous, parce que le vent d'est passe sur cette localité avant d'arriver sur le village, provoquer les habitants de Buncey à transférer leur champ de repos sur un autre point ? Nous conseillerons seulement de donner à la partie des murs de clôture qui fait face aux habitations le plus de hauteur possible pour que les effluves délétères puissent être réfléchis dans un sens opposé. La commune de Belan, vient de se créer un nouveau cimetière spacieux, bien aéré, destiné à recevoir des plantations d'arbres, et entouré d'une ceinture de murs de deux mètres au moins d'élévation.

A la vérité, il se trouve un peu trop rapproché des maisons; mais il n'en sera pas moins fort salubre, si d'ailleurs les procédés d'inhumation y sont réguliers. Les autorités locales seront invitées à ne permettre d'élever aucune habitation dans le voisinage de cet enclos.

Quelques cimetières, quoique placés dans l'intérieur des communes, ne peuvent influer sur la salubrité, tant à cause de leur bonne exposition, qu'à raison du petit nombre d'inhumations qui s'y font annuellement : tel est celui de Chaugey. Cependant dans le plus grand nombre des cas, il faudra encourager les plantations, et surveiller la hauteur et l'entretien des murs de clôture.

Qu'il me soit permis de vous rappeler ici quelques propositions de physique, à l'aide desquelles nous pourrons concilier l'esprit de la loi avec les difficultés qui surgiront de circonstances particulières.

1°. Le temps nécessaire pour la décomposition complète d'un cadavre n'est pas rigoureusement constaté; les opinions flottent entre 3 et 6 années; mais en thèse générale, à part quelques circonstances accessoires, il est admis parmi les observateurs que les corps privés de la vie résistent plus long-temps à la dissolution dans un terrain sec, sablonneux et calcaire, et qu'ils se putréfient promptement dans un terrain gras et humide.

2°. La décomposition complète des parties molles est plus rapide lorsque la fosse a peu de profondeur, que lorsqu'elle en a d'avantage. Le D Maret, de Dijon, d'après Antoine Petit, fixe ce terme à trois années pour une fosse de quatre pieds, et à quatre années lorsqu'elle en a cinq.

3°. Les gaz émanés d'un corps qui éprouve, *à l'air libre,* la fermentation putride, étendent en tous sens de 25 à 30 pieds; chaque couche de terre d'un pied raccourcit les rayons miasmatiques de deux à trois pieds, selon que le sol est plus ou moins poreux, plus ou moins humide. Ainsi, un cadavre enfoui à sept pieds de profondeur ne portera ses exhalaisons qu'à cinq ou six pieds au-dessus. Ces calculs n'ont pas une précision mathématique, leur but est seulement de faire une application, plus ou moins exacte, de principes dont la justesse ne peut être controversée.

4°. Plus la couche de terre superposée au cadavre a d'épaisseur et de densité, plus alors la réfraction des rayons délétères est grande; plus ces rayons se rapprochent de la perpendiculaire et tendent au parallélisme, par conséquent moins les atmosphères partielles des fosses collatérales ont de la tendance à se confondre, et par conséquent aussi moins indispensable est l'éloignement des fosses, les unes à l'égard des autres.

5°. Par la raison contraire, quand les fosses ont peu de profondeur, surtout que le sol est très-perméable, les rayons miasmatiques peu réfractés, s'irradiant dans tous les sens, viennent se joindre à ceux des fosses voisines, en augmentent la densité et composent une atmosphère locale d'une extrême insalubrité.

Des principes qui viennent d'être exposés, et dont le plus grand nombre est dû aux observations du docteur Maret, notre illustre compatriote, nous pourrons déduire quelques conséquences pratiques, dont voici les principales.

1°. Dans les localités arides, où le sol est superficiel, où les fosses, par conséquent, ne peuvent avoir qu'une médiocre profondeur, comme dans beaucoup de communes de nos cantons montagneux, si l'on veut éviter le contact entre eux des effluves septiques exhalés de chaque fosse, il sera nécessaire d'éloigner celles-ci le plus possible les unes des autres. La distance prescrite sera alors insuffisante; d'un autre côté la décomposition complète étant plus prompte, n'exigeant même guère que trois ou quatre ans, les fosses pourront être renouvelées au bout de ce terme. Par conséquent pour donner au cimetière un développement proportionné au besoin, on multipliera le nombre présumé des morts pour chaque année par le nombre de pieds cubes nécessaire pour chaque sépulture (à peu près 28 pieds cubes pour un adulte de moyenne nature), et le produit par trois ou quatre, au lieu de le multiplier par cinq, comme le veut la loi. La facilité d'ouvrir les fosses anciennes, au bout de trois ou quatre ans, compensera sous le rapport de l'étendue du terrain l'inconvénient d'un grand intervalle laissé entre chaque fosse. Les murs de clôture de ces enclos funéraires devront avoir la plus grande élévation possible, et la culture des arbres y sera encouragée.

2°. Lorsque la hauteur du sol permettra de donner aux fosses le maximum de profondeur, c'est-à-dire six pieds, la décomposition sera moins prompte ; mais aussi les gaz délétères, ayant moins de tendance à s'irradier, la distance entre chaque fosse pourra être au minimum de celle prescrite par le décret de l'an 12, c'est-à-dire 12 pouces, tant sur les côtés qu'à la tête et aux pieds. Mais le terme de cinq ans, pour l'ouverture de nouvelles fosses sur les anciennes, sera de rigueur. On pourra admettre quelque tolérance sur la hauteur des murs de clôture ; et si le sol est gras et humide, les plantations seront plus rares et moins agglomérées.

En transmettant à vos correspondants les instructions relatives au sujet qui nous occupe, n'oublions pas de leur faire sentir combien aussi le déplacement des cimetières du centre des habitations multipliera les moyens d'assainir les églises, dont l'air humide et l'odeur nauséabonde sont si contraires aux individus débiles, aux convalescents, aux nouvelles accouchées, etc. Ces édifices pourront être alors entourés de fossés profonds et spacieux ; leur intérieur ne sera plus méphitisé par des gaz septiques qui y pénètrent chaque fois que le terrain contigu est fouillé pour de nouvelles inhumations, et qui s'y concentrent d'autant mieux, que dans les villages les églises n'ont que des fenêtres petites, toujours fermées, et que les portes ne s'ouvrent le plus ordinairement qu'une fois par semaine.

Rappelons aussi à nos correspondants que l'article 7, titre 2, du décret du 23 prairial, an 12, applanit pour les communes la difficulté de se procurer des terrains pour l'établissement d'un cimetière hors de l'enceinte des habitations : elles pourront, dit le décret, sans autre autorisation que celle qui leur est accordée par la déclaration du 10 mars 1776, acquérir les terrains qui leur seront nécessaires, en remplissant les formes voulues par l'arrêté du 7 germinal, an 9.

Remarquons que l'établissement de nouveaux cimetières extérieurs sera d'autant moins onéreux pour les communes, qu'en remplissant les formalités légales, elles pourront, au bout de cinq ans, aliéner les anciens cimetières, dont la valeur présumée doit l'emporter sur celle des terrains situés à distance des habitations, après, toutefois, que, conformément à la décision ministérielle, transmise aux évêques au mois d'avril 1807, l'autorité supérieure aura déterminé quelles seraient les parties de ces anciens cimetières qui pourraient être aliénées, et celles qu'on devra réserver pour laisser aux églises l'air, le jour nécessaire, une libre circulation, et de faciles communications.

Je terminerai cette note, dont la longueur sollicite toute l'indulgence du conseil, par former des vœux pour que nos efforts, dans cette grave circonstance, soient couronnés de quelques succès. Nous n'avons à opposer, aux abus que nous combattons, d'autres armes que l'autorité de la raison et le langage de la persuasion. On doit espérer que l'un et l'autre seront soutenus par une sage fermeté, tant de la part des autorités locales que de celle de l'administrateur aussi zélé que capable qui est à la tête de l'arrondissement de Châtillon.

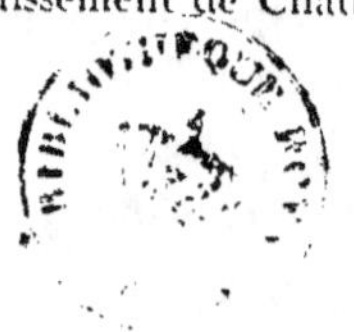

www.ingramcontent.com/pod-product-compliance
Lightning Source LLC
LaVergne TN
LVHW011459170726
843501LV00009B/3501